Docteur Amédée HODÉ

Ancien Interne du Lazaret de Lalande

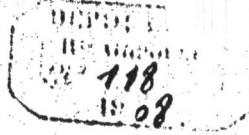

ÉTUDE de

l'Épidémie de Variole

qui a sévi à Toulouse en 1907

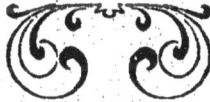

TOULOUSE

Ch. DIRION, LIBRAIRE-ÉDITEUR

22, rue de Metz et rue des Marchands, 33

—

1908

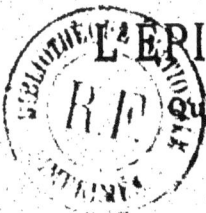

L'ÉPIDÉMIE DE VARIOLE

Qui a sévi à Toulouse en 1907

Docteur Amédée HODÉ

Ancien Interne du Lazaret de Lalande

ÉTUDE de

l'Épidémie de Variole

qui a sévi à Toulouse en 1907

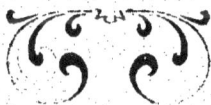

TOULOUSE

Ch. DIRION, LIBRAIRE-ÉDITEUR

22, rue de Metz et rue des Marchands, 33

—

1908

ERRATA

Page 18, dernière ligne, lire *Industrie* à la place d'*Industre*.

Page 32, ligne 16, lire *rash* à la place de *resle*.

Page 32, ligne 21, à supprimer.

Page 32, ligne 23, lire *hématémèses* pour *hémalernèse*.

Page 32, ligne 25, lire *asystolique* pour *asyolotique*.

Page 33, ligne 7, lire *rénal* pour *réndal*.

Page 36, ligne 12, lire *génitaux* pour *géniaux*.

Page 40, ligne 1 et ligne 22, lire *érythémateuses* pour *crythémateuses*.

Page 44, ligne 3, lire *fut réunies* pour *réunie*.

Page 45, ligne 20, lire *opium* pour *opinm*.

PRÉFACE

Les circonstances nous ont permis d'étudier tout particulièrement l'épidémie de variole de 1907.

D'abord, comme externe de M. le Professeur Mossé, nous eûmes l'honneur d'être chargé par notre savant Maître de prendre les observations des premiers varioleux hospitalisés. Puis, lorsque l'Administration des Hospices transforma le service des Isolés en un service autonome, ayant pour chef M. le Docteur Daunic, médecin des Hôpitaux, nous fûmes affecté à ce service. Enfin, le 18 octobre 1907, à l'ouverture du Lazaret de Lalande, nous fûmes délégué aux fonctions d'interne dans cet établissement et nous y avons été maintenu jusqu'au 12 février 1908, date de la fermeture du Lazaret.

Nous avons recueilli les observations des 93 varioleux qui furent hospitalisés à Toulouse, de mai 1907 à janvier 1908,

Les documents du Bureau municipal d'hygiène, concernant l'épidémie de variole, ont été mis à notre disposition par M. le Docteur Chabaud, le distingué Directeur de ce service.

De plus, nous nous sommes livré à différentes petites enquêtes personnelles.

L'éminent Professeur André, Médecin des Épidémies, dont la science, le dévouement et le zèle, sont au-dessus de tout éloge, a bien voulu accepter la présidence de cette thèse. Nous le prions de recevoir nos remerciements les plus sincères.

À notre Maître, M. le Professeur Mossé, nous offrons le témoignage de notre reconnaissance pour la bienveillance qu'il nous a montrée, et nous lui donnons l'assurance que nous n'oublierons pas son enseignement si substantiel.

M. le Docteur Daunic, chef des travaux anatomo-pathologiques à la Faculté de Médecine, médecin des Hôpitaux, médecin en chef du Lazaret de Lalande, nous permettra de blesser sa modestie, en lui rappelant sa conduite noble et courageuse vis-à-vis des varioleux et les ressources nombreuses de la thérapeutique dont il a fait preuve pour défendre ses malades contre la terrible maladie.

Nous devons un souvenir particulier à M. le Docteur Dubarry, administrateur des Hospices et du Lazaret, qui s'est généreusement dévoué lors de l'épidémie : à notre infatigable collègue, Edouard Forgues, interne du Lazaret et à tous nos collaborateurs de l'Hôtel-Dieu et du Lazaret.

Enfin, nous ne saurions terminer cette préface sans offrir l'assurance de nos sentiments respectueux à nos Maîtres de la Faculté de Médecine et leur témoigner toute notre reconnaissance.

INTRODUCTION

DIVISIONS

Voici l'ordre que nous suivrons pour l'exposition de notre travail :

CHAPITRE PREMIER. — *Causes de l'épidémie.*

CHAPITRE II. — *Histoire générale de l'épidémie : Phases; Topographie; Statistiques: Mortalité.*

CHAPITRE III. — *Hospitalisation des varioleux à l'Hôtel-Dieu et au Lazaret de Lalande. Aperçus clinique et thérapeutique.*

CHAPITRE IV. — *Causes de la disparition de l'épidémie. Moyens prophylactiques mis en œuvre.*

CHAPITRE V. — *Conclusions.*

CHAPITRE PREMIER

Les Causes de l'épidémie

Le 20 mars 1907, le bureau municipal d'Hygiène de Toulouse recevait la déclaration d'un cas de variole qui avait éclaté rue de l'Hirondelle, dans le quartier populeux situé entre la Basilique Saint-Sernin et la place Arnaud-Bernard. Il s'agissait d'une varioloïde légère, qui ne semble pas avoir été un facteur de propagation. Pas plus d'ailleurs qu'un second cas qui fut déclaré le 24 mars. Le domicile de ce deuxième varioleux était placé à sept kilomètres du domicile du premier, dans l'importante agglomération suburbaine de Saint-Simon.

Ces deux cas de variole auraient sans doute été isolés, si une jeune femme, arrivée de Cette à Toulouse, le 12 avril 1907, en période d'incubation de la maladie, n'était morte de variole hémorragique le 28 avril.

Voici quelles sont les circonstances qui ont accompagné le troisième cas, et qui en font véritablement le foyer initial de l'épidémie.

Un modeste employé du Chemin de fer du Midi, habitant Cette, demanda, au commencement de 1907, son changement de résidence pour Toulouse. Il agissait ainsi en raison de la santé de son épouse, qui, âgée de 21 ans et convalescente de fièvre typhoïde, se rétablissait mal avec le climat de Cette. Le mari et la femme arrivèrent à Toulouse le 12 avril. Deux jours auparavant, ils étaient allés se faire vacciner, car on avait signalé à Cette l'existence de la variole. Précisément dans la maison où ils habitaient, cette fièvre éruptive s'était manifestée.

Le ménage s'installa à Toulouse, rue des Tuileries, près du Cimetière de Terre-Cabade. Le 15 avril, la femme Emilie X..., se sentant malade, resta alitée. Un médecin, appelé le 20 avril, diagnostiqua une variole hémorragique et indiqua à Paul X..., son mari, et à la mère de X..., qui soignaient la patiente, les précautions nécessaires pour ne pas transmettre la contagion. La porte de la maison fut soigneusement consignée ; les voisins furent avertis ; et, à vrai dire, aucun nouveau cas de variole ne s'est produit dans le voisinage immédiat de la demeure contaminée. Mais la mort de la femme Emilie X..., qui succomba le 28 avril, à notre avis, devint l'origine de l'épidémie.

Cette femme fut mise en bière, le 29 avril, par les soins de Charles X..., porteur auxiliaire des Pompes-Funèbres. Mais ce dernier, ouvrier menuisier sans travail et ensevelisseur inexpérimenté, ne prit aucun soin de propreté et de désinfection dans l'exercice de sa profession provisoire. Pourtant, il nous a assuré à plusieurs reprises, que, sans qu'on l'en ait informé, il avait reconnu chez cette femme des signes évidents de variole ; il en avait, en effet, vu de nombreux cas pendant la guerre de 1870.

A partir du 8 mai, Charles X... eut des frissons, de la céphalée, une violente rachialgie. Mais il continua à travailler, et, sur son aveu, à s'enivrer presque tous les jours ; il obéissait ainsi à une déplorable habitude contractée depuis vingt ans. C'est dans les bars et dans les débits de la rue de la Colombette et de la rue de l'Industrie, qu'il se livrait à ses excès quotidiens d'alcool. Les malaises qu'éprouvait Charles X... s'accentuèrent jusqu'au 15 mai, et, à cette date, sur la face et sur le corps apparut une éruption papuleuse. Alors, il cessa son travail, mais ne consulta aucun médecin et ne prit aucun médicament. Toutefois il garda le lit d'une façon intermittente dans son logis de la rue de la Rispe, mais il sortait aussi. Le 20 mai, jour de la Pentecôte, il assistait, à deux heures du soir, en compagnie d'une foule nombreuse, au spectacle de l'incendie du théâtre des Variétés, quand un médecin-major, de service sur les lieux du sinistre, lui conseilla de se retirer, en l'avertissant qu'il était contagieux pour les personnes qu'il approchait. Le lendemain, X... se présentait à la consultation des maladies de la peau de l'Hôtel-Dieu, et M. le professeur Audry, après l'avoir examiné, le faisait hospitaliser pour variole confluente au Pavillon des Isolés.

M. le professeur Mossé, qui le traita, constata qu'il était arrivé à la période de desquamation de la variole, période éminemment contagieuse. Mais, auparavant, le croque-mort éthylique, frappé professionnellement, mais négligent ou inconscient, avait propagé les germes de l'affection dans tout le quartier de la rue de l'In-

dustrie, de la rue du Canal et de la rue, si passante, de
la Colombette.

On a invoqué comme autres causes de l'épidémie de
Toulouse, l'arrivée par le Canal du Midi de barques
venant de Cette et contenant des mariniers atteints de
variole. Les journaux locaux ont dit que la variole était
venue à Toulouse en bateau. En effet, la barque 95 et la
barque 30 sont arrivées au Port Saint-Sauveur avec des
varioleux, la première, le 7 juillet; la deuxième, le
21 juillet. Toutes deux revenaient de Cette. Mais à ce moment, l'épidémie de variole s'était établie à Toulouse; et
d'un autre côté, un varioleux, dans de telles conditions,
n'est contagieux que pour les personnes qui vivent avec
lui, pour sa famille principalement. Le patron de la barque 30 a contagionné sa fille et son jeune fils, mais nous
n'avons pas relevé d'autres cas de contagion en dehors
de ces deux, qui soient imputables à ce marinier.

Ce que nous pouvons affirmer, c'est que la variole a
dû s'implanter à Toulouse, venant de Cette, où elle exis-
tait en mars et en avril 1907. Il nous semble plausible
de croire que la cause réelle de l'épidémie toulousaine
est l'arrivée par le chemin de fer de la femme Émilie X...,
en période d'incubation de la maladie, mais que Charles X..., le porteur auxiliaire des Pompes Funèbres en
fut véritablement la cause efficiente.

CHAPITRE II

Histoire générale de l'Epidémie

L'épidémie de Toulouse a duré du 20 mars 1907, date du premier cas de variole de la rue de l'Hirondelle, jusqu'au 18 janvier 1908, jour où les derniers varioleux sortirent guéris du Lazaret de Lalande. Suivant son intensité, nous l'avons divisée en quatre phases :

La première, va du 20 mars au 10 juillet ;

La deuxième, du 10 juillet au 15 août ;

La troisième, du 10 août au 2 octobre ;

La quatrième, du 3 octobre au 18 janvier.

Première Phase

Nous avons dit que Charles X..., le porteur auxiliaire des Pompes Funèbres, étant atteint de variole confluente, s'était rendu à plusieurs reprises dans les buvettes, dans les bars, chez les épiciers, aubergistes, aux autres boutiquiers de la rue de l'Industrie et de la rue de la Colombette.

· Il avait causé dans ces divers endroits avec un certain nombre d'amis. Ses compagnons et ses fournisseurs furent les premières victimes de la variole et devinrent ensuite, comme lui, des agents de contagion.

Un tondeur de chiens, de la tribu des gitanos toulousains, vint, le 7 juin, rejoindre son camarade Charles X..., à l'Hôtel-Dieu. Il était atteint d'une varioloïde légère depuis le 20 mai. Cela ne l'avait pas empêché d'exercer son métier et nous sommes en droit de considérer ce tondeur de chiens, comme ayant été le facteur de la contagion chez une couturière de la rue Gambetta. Dans la maison de cette dernière, il venait fréquemment tondre un caniche. La couturière hospitalisée, le 6 juin, pour variole confluente grave, contagionna à l'Hôtel-Dieu deux personnes : d'abord, Gabrielle X..., l'infirmière qui la soignait et qui échappa difficilement à la mort ; puis Marcel X..., étudiant en médecine, qui, désireux de s'instruire, vint l'examiner, mais qui ne contracta qu'une varioloïde.

Un ami commun de l'employé des Pompes Funèbres et du tondeur qui était domicilié rue de l'Industrie, mourut de variole hémorragique le 6 juin.

Vers la même époque, une épicière de la rue de l'Industrie, dont les trois amis étaient les clients, fut atteinte par la maladie. Cette femme fut traitée par la balnéation. et on a fait, quelques jours plus tard, grand bruit de ce fait, que les eaux souillées de plusieurs bains furent déversées dans la conduite des eaux ménagères qui débouche à ciel-ouvert dans le ruisseau de la rue. Nous croyons qu'il ne faut pas apporter à ce fait, sans doute fort regrettable, une importance exagérée. Car il est probable que les bains ordonnés à la malade étaient des bains antiseptiques, dans lesquels la virulence des squames s'était très sensiblement affaiblie, sinon annihilée.

Dans la rue de la Colombette, le tenancier d'un bar mourut de variole le 18 juillet. Mais les débuts de la maladie remontaient au 20 juin. La contagion venait sans doute de cet homme de la rue de l'Industrie, ami de Charles X... et du gitano. La fièvre éruptive avait été presque foudroyante chez ce dernier, réagissant sur un organisme intoxiqué par une hygiène défectueuse. Deux jours avant son décès, l'homme se livrait encore à de copieuses libations dans cette buvette. Dans la suite, la femme du tenancier du bar, qui avait soigné son mari, fut elle-même frappée par la maladie.

Dans la première phase de l'épidémie du 20 mars au 10 juillet, onze cas de variole se sont produits à Toulouse, donnant une mortalité de 18,18 pour 100. Mais nous estimons que le terrain avait été en quelque sorte préparé, permettant ainsi à l'épidémie de prendre une expansion plus manifeste. C'est ce qui se produisit pendant la seconde phase.

DEUXIÈME PHASE

À partir du 10 juillet jusqu'au 15 août, l'épidémie fut intensive.

Le 15 juillet, le Bureau municipal d'hygiène reçut treize déclarations de variole. Quatre concernaient la rue de la Colombette, cinq la rue de l'Industrie, deux la rue Riquet, une la rue du Canal, une le boulevard

Carnot. — Onze déclarations furent faites le 16 juillet : une pour la rue de la Colombette, deux pour la rue de l'Industrie, deux pour la rue d'Aubuisson, une pour la rue Boulbonne, une pour la rue de Luppé, une pour la rue Joutx-Aigues, une pour l'avenue de Lyon, une pour la route de Seysses, une pour la rue Saint-Nicolas. — Neuf varioleux furent signalés le 17 juillet : deux logeaient rue de la Colombette, un rue Castellane, un boulevard Carnot, un rue d'Astorg, un rue du Rempart-Saint-Étienne, un rue des Abeilles, un place Marengo et un rue Sainte-Jeanne. — Le 18 juillet, nous comptons sept cas avérés : trois pour la rue de l'Industrie, un pour la rue de la Colombette, un pour la rue Saint-Aubin, un pour la rue du Pont-des-Demoiselles et un pour la rue du Béarnais. — Cinq malades récents furent connus le 19 juillet : un dans la rue de l'Industrie, un dans la rue Bachelier, un dans la rue Palaprat, un dans la rue Saint-Sylve, un dans la rue des Blanchers.

Le 20 juillet, nous comptions quatre déclarations : une pour la rue de la Colombette, une pour la rue Lascrosses, une pour la route de Fronton (la Salade), une pour la rue de la Croix. — Six cas furent inscrits le 21 juillet ; trois de la rue de la Colombette, un du Port Saint-Sauveur (Barque 30), un de la rue Cujette, un de la rue du Cimetière Saint-Cyprien. — Également six cas furent enregistrés le 22 juillet : trois pour la rue de la Colombette, un pour la rue de l'Industrie, un pour la rue du Canal, un pour la rue Boyer-Fonfrède. — Une seule déclaration fut envoyée le 23 juillet : elle concernait le boulevard d'Artillerie. — Le 24, deux nouveaux

malades : un dans la rue Matabiau, l'autre dans la rue
Loménie. — Le 25, le 26, le 27 juillet, une seule déclara-
tion quotidienne fut transmise, visant successivement
la rue Denfert-Rochereau, la place de Belfort, la rue de
Rémusat. — Le 30 juillet, un cas éclata dans la rue de la
Colombette, et le 31 un autre dans la rue Pouzonville.
— Le 1er août, pour la barque 39, passée du Port Saint-
Sauveur au Port de l'Embouchure, on enregistra un
second varioleux. — Trois autres furent signalés le
2 août, rue de l'Industrie, rue Saint-Julien, rue des
Salenques. — Le 3 août, on découvrit un troisième cas
dans la barque 39, évacuée cette fois du Port de l'Embouchure au Port de Lalande ; un autre également dans la
rue de la Colombette ; enfin, un dernier dans la rue du
Rempart-Saint-Étienne. — Deux déclarations eurent lieu
le 5 août : une pour la rue de la Colombette, une pour
la rue Saint-Nicolas. — Deux autres furent faites le 6 :
une pour les allées Lafayette, une pour la rue Castellane. — Le 7 août, nouveau cas dans la rue Traversière
de la Balance. — Le 10 août, deux cas : rue Palaprat et
place de l'Estrapade. — On en signala deux autres le
11 août : un dans la rue du Languedoc, un dans la rue
Réclusane. — Le 12 août, rue Daubenton, nouveau
malade. — Deux autres, le 13 : un rue Bachelier, un rue
des Coffres. — Enfin, le 14 août, un cas, quai de Tounis.

En résumé, nous relevons 89 cas de variole du 10 juillet au 15 août. 63 ont éclaté dans les rues de l'Industrie
et de la Colombette, principalement à l'intersection de
ces deux rues, ou dans les rues avoisinantes, non éloi-
gnées de ce point de plus de 500 mètres. Nous excluons

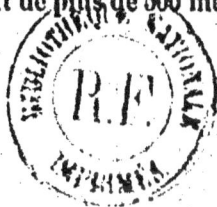

de la contagion de voisinage les trois sujets de la barque 30 qui auraient été contaminés sans l'épidémie de
Toulouse et celui du quai de Tounis. C'est l'observation
spéciale d'un homme qui revint, en période d'incubation, d'Agde où il était allé soigner sa femme atteinte de
variole, après avoir assisté à l'enterrement d'une parente
contaminée. Nous avons cherché l'explication des 22 cas
ayant eu lieu dans des quartiers éloignés. Pour quel-
ques-uns l'étiologie morbide n'est pas douteuse.

Ainsi, celui de la rue Sainte-Jeanne concerne une
femme travaillant dans un atelier de triage de chiffons
de la rue de l'Industrie. Celui de la rue Saint-Nicolas a
trait à un homme qui venait quotidiennement voir des
amis dans la rue de la Colombette et qui s'attardait dans
les cafés de cette rue ; dans la même maison de la rue
Saint-Nicolas, un second cas éclata le 5 août ; place de
l'Estrapade et rue Réclusane à quelques pas, un troisième et un quatrième furent constatés le 10 et le
12 août. Les cas de la rue des Blanchers et du boulevard d'Artillerie sont ceux de blanchisseuses ayant lavé
dans le même bateau-lavoir du quai Saint-Pierre des
linges contaminés, provenant d'un malade de la rue de
l'Industrie. Ces linges, portés sous le bras de la blan-
chisseuse de la rue des Blanchers, avaient traversé les
quartiers les plus fréquentés de la ville. N'ont-ils pas pu
être des terribles causes de contagion pour différents
cas que nous n'expliquons pas? Celui de la rue Pouzonville mérite une mention spéciale. Il s'agit d'une jeune
fille qui allait, chaque jour, voir son fiancé, ouvrier travaillant dans un atelier de la rue de l'Industrie.

Nous avons cru utile d'interroger à l'Hôtel-Dieu des
varioleux qui, se sentant malades, s'étaient présentés
spontanément à la consultation, sans connaître la nature
de leur éruption; nous leur avons demandé de quelle
façon ils s'étaient rendus à l'hôpital. Un certain nombre
habitant la rue de la Colombette sont venus dans l'om-
nibus du Cimetière jusqu'au Capitole, et là ont pris le
tramway de Saint-Cyprien. Nous sommes autorisé à
émettre l'hypothèse que ces malades ont pu être des
agents actifs de la contagion.

Concluons : dans cette seconde phase de l'épidémie,
en faisant abstraction des quatre cas de la barque *30* et
du quai de Tounis, des cinq autres qui se sont produits
à Saint-Cyprien et dont quatre ont trouvé leur explication, de celui de Lafourguette, qui concerne un laitier
livrant chaque jour du lait dans un certain nombre de
maisons de la rue de la Colombette, nous trouvons, en
négligeant, disons-nous, ces divers malades, du
10 juillet au 15 août 1907, quatre-vingts cas constatés sur
la rive droite de la Garonne, à droite et à gauche du
canal du Midi, à la partie Est-Nord-Est de la ville.

La mortalité, dans cette seconde phase de l'épidémie,
s'est élevée à 23, ce qui fait une moyenne de 25,83
pour 100.

TROISIÈME PHASE

A partir du 14 août jusqu'au 2 octobre, l'épidémie
diminua progressivement d'intensité. Elle s'éteignit dans
cette partie Est de la ville et se manifesta dans divers

autres quartiers. Pendant cette phase, nous notons dix cas : 1° rue des Filatiers, le 24 août ; 2° faubourg Bonnefoy, le 28 août ; 3° rue du Pont-des-Demoiselles, le 29 août ; 4° route de Périole, le 9 septembre ; 5° rue Vidale, le 18 septembre ; 6° rue de Luppé, le 23 septembre ; 7° rue Saint-Jérôme, le 24 septembre ; trois qui ont éclaté à l'Hôtel-Dieu et dans ses environs immédiats. Ces derniers méritent de fixer notre attention.

Le 22 août, un homme de 45 ans, venu de Saint-Girons à Toulouse pour se faire opérer à l'Hôtel-Dieu d'une ostéite tuberculeuse et hospitalisé depuis le 2 août à la salle Saint-Maurice, fut évacué au pavillon des Contagieux. Il mourut, le 25 août, de variole hémorragique. Contracta-t-il l'affection le 1er août, jour de son arrivée à Toulouse et époque où l'épidémie sévissait sévèrement, ou fut-il contagionné à l'Hôpital, alors que dans la salle Saint-Maurice, il n'y avait eu aucun varioleux? Question difficile à résoudre, car la période d'incubation, d'après les auteurs, ne dépasse guère plus de seize à dix-huit jours.

Le 25 août, une jeune femme de 29 ans fut évacuée de la Maternité de la Grave au service d'Isolement. Son entrée à la Maternité datait du 14 août et elle avait accouché physiologiquement le 20 août. Mais elle demeurait auparavant, rue Viguerie, dans une maison située exactement en face du bâtiment de l'Hôtel-Dieu où déjà quarante varioleux avaient été traités depuis le mois de mai. Cette femme s'était abstenue de sortir pendant les derniers temps de sa grossesse. Seraient-ce des poussières issues du pavillon des Contagieux et emportées par le vent, qui furent la cause de cette fièvre éruptive contractée, sans aucun doute, aux derniers jours de la gestation ?

De la Grave, également, on évacua, le 7 septembre, une femme de 57 ans, hospitalisée à la salle Sainte-Jeanne depuis vingt et un mois pour rhumatisme déformant, et qui, depuis cette époque, n'avait pas quitté cette salle. Elle était atteinte d'une variole hémorragique à forme foudroyante et succomba en quarante-huit heures. Nous n'avons trouvé, dans ce cas, comme facteurs de contagion, que les parents assez nombreux, paraît-il, qui venaient la voir les jours réglementaires de visite, mais nous avouons que cette explication est discutable.

Ce qu'il importait, à notre avis, de mettre en relief dans les dix cas de la troisième phase de l'épidémie, ce sont les trois malades de l'Hôtel-Dieu et de la Grave.

Sur les dix cas constatés du 15 août au 2 octobre, trois décès se sont produits, ce qui donne une proportion de mortalité de 30 pour 100.

QUATRIÈME PHASE

Le 3 octobre, au matin, une seule varioleuse terminait sa convalescence à l'Hôtel-Dieu et en sortait guérie. Depuis le 24 septembre, aucun malade n'avait été signalé. L'épidémie de 1907 semblait éteinte.

Mais dans la journée du 3 octobre, on en constata une

nouvelle manifestation, précisément dans la même
maison de la rue Vidale où la variole avait apparu le
18 septembre. Le 4 octobre, un cas fut déclaré pour la
rue Arnaud-Bernard et trois récents se produisirent
le 5 : un pour la rue des Gestes, un pour la rue Viguerie,
dans un immeuble mitoyen de l'Hôpital, et un pour
l'avenue Camille-Pujol. Ce dernier était celui d'une malade sortie le 3 octobre du service de Dermatologie,
situé à l'Hôtel-Dieu, immédiatement au-dessus de celui
d'Isolement, et elle était déjà suspecte de variole. Malgré
les recommandations pressantes de M. le Professeur
Audry, qui la traitait pour une dermatose, elle ne voulut
d'aucune façon attendre quelques jours. Peu après, elle
regagnait l'hôpital avec la voiture d'ambulance spéciale.
Le 6 octobre, nous comptons deux nouveaux malades :
un à la Côte-Pavée et un rue Castellane. Rue Viguerie,
le 7 octobre, trois cas éclatèrent et, en même temps, un
rue des Amidonniers; puis, dans la même rue Viguerie,
on en reconnut un nouveau le 8 octobre, ainsi qu'un
dans la rue Léonce-Castelbou et deux dans la rue de
Luppé. Ces deux derniers étaient des manifestations
contagieuses dans une famille dont un membre avait
été atteint le 23 septembre. Rue de la Boule, on connut
un cas le 9 octobre, ainsi qu'un autre, rue de l'Ecole
Vétérinaire. Le même jour, une jeune fille de la Bastide
de Sérou (Ariège), traitée au service de Dermatologie,
depuis le 21 septembre pour lupus; un jeune homme
hospitalisé, salle Saint-René, depuis le 23 septembre,
pour une cure radicale de hernie; un enfant de 2 ans 1/2
en traitement à la Clinique infantile, depuis le mois de

juin, furent évacués au Pavillon des Isolés. Le 10 octobre rappela les jours néfastes du mois de juillet.

Le Bureau d'hygiène reçut les déclarations suivantes : quatre pour la rue du Crucifix, une pour la rue Viguerie, une pour la rue des Quêteurs, une pour la place Saint-Pierre, une pour la rue des Amidonniers, une pour la rue du Fourbastard. Un hospitalisé du service des maladies vénériennes fut aussi reconnu atteint. Le 11 octobre, on signala deux cas : un rue Saint-Papoul, un rue Verge-d'Or. Le 12 octobre, la rue Viguerie en fournit un, ainsi que la rue des Novars, la rue Albus, la rue du Taur et le faubourg Bonnefoy. Quatre malades furent frappés le 13 : un rue Viguerie, un rue des Blanchers, un rue Saint-Bruno et un à Lalande; et trois le 14 : un rue de Strasbourg, un rue Clémence-Isaure et un place Bachelier. Le 15 octobre, deux varioles furent constatées rue Saint-Bertrand et avenue de Lombez. Le 16 on enregistra un cas pour la rue des Quêteurs; le 20, un pour la rue des Novars; le 24, un pour la rue de Castres et deux pour la rue des Amidonniers; deux cas, l'un, rue Denfert-Rochereau; l'autre, rue Saint-Bruno, le 25 octobre; trois, rue Viguerie, place Saint-Pierre, place du Capitole, le 26; deux nouveaux, rue Viguerie, le 30; et, le 31 octobre, un place Bachelier et deux rue du Puits-Vert, complètent la terrible série d'octobre 1907.

Le 2 novembre, l'avenue de Lombez fournit un cas nouveau, et le Lazaret de Lalande, qui fonctionnait depuis le 19 octobre, un aussi; c'est celui d'une jeune infirmière contagionnée par les hospitalisés et qui fut atteinte d'une varioloïde légère. Nous comptons deux déclarations faites le 5 novembre, une, pour Montaudran ; l'autre, pour la rue Viguerie, et une, le 6, pour la rue Rousse. Cette dernière vise un cas de contagion imputable au Lazaret : il s'agissait d'un ouvrier plombier ayant travaillé dans cet établissement, les premiers jours de son ouverture, et ayant résisté à toutes nos instances pour se faire revacciner.

Le 7 novembre, cas rue Peyras et place Sainte-Scarbes, et le 8, à la route de Paris (la Salade). Ce dernier était celui d'un vieil ouvrier agricole qui venait en journée dans les environs du Lazaret et que la curiosité fit approcher du parc réservé aux convalescer , malgré les observations qui lui furent faites à diverses reprises. — Le 10 novembre, un varioleux fut transporté de Saint-Orens au Lazaret. Quoique ce malade ne soit pas toulousain, nous avons cru nécessaire de le porter sur nos statistiques, car nous avons pu établir qu'il venait très souvent à Toulouse, et qu'il fréquentait dans une maison de la rue Viguerie, où quatre cas se sont produits. C'est là, à notre avis, qu'il a été victime de la contagion. — Le 12 novembre, place du Capitole ; le 15, rue des Fontaines ; le 17, avenue de Lombez, cas nouveaux ; enfin, le 19 novembre, deux, rue Montaudran et rue Lejeune terminent les déclarations pour l'épidémie de 1907. Car nous ne comptons pas ce cas ultime, d'ailleurs discuté par les autorités médicales toulousaines, extrêmement bénin, qui n'a donné lieu à aucune contagion, et qui fut enregistré, sous toutes réserves, dans les premiers jours de janvier 1908.

Dans cette quatrième phase de l'épidémie que nous

faisons finir le 18 janvier 1903, jour où les derniers malades sont sortis guéris du Lazaret, nous avons compté 77 cas. 28 nous semblent avoir été contractés sur la rive gauche de la Garonne ; 3 sont des cas de contagion par les hospitalisés du Lazaret ; 13, sont dus à un réveil de variole dans d'anciens foyers. Mais les 33, dont nous ne pouvons expliquer l'origine reconnaissent pour nous plusieurs facteurs étiologiques.

D'abord nous reprochons aux varioleux convalescents, soignés en ville, de ne pas s'être soustraits assez long-temps à la vie publique. Il est bon de rappeler que ces malades sont surtout contagieux à la période de désquamation qui précède immédiatement la guérison ; d'après Roger, les varioleux sont dangereux pendant 40 jours au moins.

Certains convalescents se croyant guéris, ont dû sortir trop vite, et ont pu créer de nouveaux foyers d'infection.

Des varioloïdes légères ont pu aussi passer inaperçues, même aux yeux de ceux qui en étaient atteints. Ces formes sont particulièrement redoutables au point de vue de la contagion.

De plus, la variole est une maladie dont l'épidimicité se manifeste justement aux changement des saisons, surtout à l'entrée de l'hiver. Est-ce que cette raison n'a pu influer sur la reprise du mois d'octobre ?

Enfin, n'oublions pas la mauvaise volonté que mettent un grand nombre de personnes à se faire revacciner avant le mois d'octobre. Cette idée sera reprise par nous dans le quatrième chapitre de ce travail.

Quoi qu'il en soit, la quatrième phase compte 77 cas, et le foyer de l'épidémie, qui se trouvait pendant la deuxième, au Nord-Est de la ville, sur la rive droite de la Garonne, passe au Sud-Ouest, sur la rive gauche du fleuve. Il nous semble que l'épidémie a suivi la loi presque générale qui veut qu'une maladie épidémique progresse de l'Est à l'Ouest, du Nord au Sud.

Nous avons compté, dans cette quatrième phase, 23 décès et un pourcentage de mortalité de 29,87.

L'épidémie tout entière se compose, à notre avis, de cent quatre-vingt-sept cas déclarés avant le 1er janvier 1908. Cinquante et un décès de variole ont été enregistrés à l'État Civil, donnant une mortalité de 27,93 pour 100.

CHAPITRE III

Hospitalisation des Varioleux

Du 20 mai 1907 au 18 janvier 1908, quatre-vingt-treize varioleux ont été hospitalisés à Toulouse. L'hospitalisation s'est faite à l'Hôtel-Dieu jusqu'au 18 octobre, et à partir de cette époque, dans un hôpital provisoire, spécialement aménagé pour les varioleux et dénommé Lazaret de Lalande.

A l'Hôtel-Dieu, le service des contagieux, placé au centre de l'établissement, à proximité des autres malades, provoqua par son voisinage, jusqu'au 10 octobre, six cas de contagion intérieure. Cela constitua, croyons-nous, une des causes de la quatrième phase de l'épidémie dans la rue Viguerie et sur la rive gauche de la Garonne. Puis ce service, assez exigu, se trouva débordé dans les premiers jours de la reprise d'octobre. Aussi, à cette époque, l'Administration des Hôpitaux et l'Administration municipale décidèrent en commun le transfèrement des varioleux de l'Hôtel-Dieu dans un local isolé de toute habitation et suffisamment vaste pour contenir une centaine de malades si l'épidémie devenait plus sévère. Le 18 et le 19 octobre, le Service municipal d Hygiène transporta vingt-deux varioleux de l'Hôtel-Dieu au Lazaret de Lalande.

Voici quel fut, à l'Hôtel-Dieu et au Lazaret, le mouvement des varioleux :

A l'Hôtel-Dieu, du 20 mai au 19 octobre, furent hospitalisés :

77 varioleux : 25 hommes, 46 femmes, 6 enfants au-dessous de 15 ans (5 garçons, 1 fille).

Sur ces malades :

34 sont sortis guéris : 13 hommes, 20 femmes, 1 enfant (fille, 1).

21 sont morts : 7 hommes, 12 femmes, 2 enfants (garçons, 2).

22 ont été transportés au Lazaret : 5 hommes, 14 femmes, 3 enfants (garçons, 3).

Au Lazaret, du 19 octobre 1907 au 18 janvier 1908, furent hospitalisés :

38 varioleux : 9 hommes, 22 femmes, 7 enfants (garçons 5, filles 2).

Sur ces 38 malades :

22 provenaient de l'Hôtel-Dieu.

16 sont entrés directement : 4 hommes, 8 femmes, 4 enfants (garçons 2, filles 2).

30 sont sortis guéris : 8 hommes, 19 femmes, 3 enfants (garçons 2, fille 1).

8 sont morts : 1 homme, 3 femmes, 4 enfants (garçons 3, fille 1).

La statistique générale, tant à l'Hôtel-Dieu qu'au Lazaret, comporte :

93 varioleux : 29 hommes, 54 femmes, 10 enfants (garçons 7, filles 3.

Sur ces 93 malades :

64 sont sortis guéris : 21 hommes, 39 femmes et 4 enfants, garçons 2, filles 2 ;

29 sont décédés : 8 hommes, 15 femmes et 6 enfants, garçons 5, fille 1.

La mortalité des varioleux hospitalisés a été de 38,18 pour 100 à l'Hôtel-Dieu, et de 21,05 pour 100 au Lazaret. La mortalité totale des malades hospitalisés donne un pourcentage de 31,18.

Le pourcentage de mortalité chez les 29 hommes est de 27,58 ; celui des 54 femmes est de 27,77 ; enfin, celui des enfants atteint le chiffre énorme de 60.

Le sexe et l'âge des 93 hospitalités méritent de fixer notre attention.

Les femmes sont au nombre de 54 ; les hommes au nombre de 29 ; nous excluons de cette statistique comparative les 10 enfants au-dessous de 15 ans. Nous constatons que les hommes ont été atteints de variole dans une proportion atteignant à peine la moitié de celle des femmes et nous attribuons cet avantage à l'appréhension moins grande de l'homme pour la vaccination, et surtout au service militaire obligatoire.

Les varioleux hospitalisés avaient des âges différents compris entre 5 jours et 73 ans. La maladie a été plus fréquente à certains âges, et elle a été plus ou moins maligne suivant les âges. Nous avons relevé :

De 5 jours à 15 ans, 10 cas et 6 décès ;

De 15 à 20 ans, 12 cas et 2 décès ;

De 21 à 30 ans, 20 cas et 4 décès ;

De 31 à 40 ans, 21 cas et 6 décès ;

De 41 à 50 ans, 13 cas et 5 décès ;

De 51 à 60 ans, 11 cas et 4 décès ;

Et au-dessus de 60 ans, 6 cas et 2 décès.

Plus des deux tiers des cas hospitalisés concernaient des malades dans la première moitié de la vie, et la mortalité, suivant la règle, a été plus fréquente dans le premier âge et à partir de 40 ans.

Nous aurions voulu comparer ces chiffres de pourcentage de mortalité des sexes des 93 varioleux hospitalisés avec les chiffres correspondants de mortalité chez les 94 varioleux non hospitalisés et de même faire la comparaison des âges. Mais la loi n'obligeant pas le médecin qui déclare une maladie contagieuse à déterminer le sexe et l'âge de la personne atteinte, les renseignements peu abondants que nous possédons sur les 94 malades non hospitalisés nous ont été fournis ou par les documents du Bureau d'hygiène ou par nos propres investigations. En tous cas, nous ne pourrions étayer sur ces données une discussion sérieuse. Mais ce que nous avons constaté, c'est que le pourcentage de mortalité des non hospitalisés est inférieur à celui des hospitalisés. En ville, en dehors de l'Hôtel-Dieu et du Lazaret, la variole n'a causé que 22 décès donnant une proportion de 23,40 pour 100, tandis que comme nous l'avons dit, elle fournissait une proportion de 31,18 pour 100, chez les hospitalisés. A quoi faut-il attribuer cette augmentation de décès? Nous pensons que les cas les plus graves ont été soignés à l'hôpital. Plusieurs malades ont été hospitalisés dans un état désespéré, alors qu'ils ne trouvaient plus, même dans leur famille, une seule personne assez dévouée pour les soigner. Cinq sont morts dans les 48 heures qui ont suivi leur entrée.

Nous avons eu l'occasion de voir chez les hospitalisés toutes les formes et toutes les modalités connues de la variole.

La variole hémorragique d'emblée a fourni 11 cas;

La variole hémorragique secondaire, 10 cas;

La variole cohérente, 12 cas,

La variole confluente, 28 cas;

La variole discrète, 10 cas;

La varioloïde, 21 cas;

Enfin, la roséole vaccinale, 1 cas.

* *

La similitude d'un grand nombre de cas de variole nous autorise à ne pas exposer en détail chacune des 93 observations recueillies et nous croyons nécessaire de faire un choix parmi les observations de chaque forme de la maladie.

OBSERVATION PREMIÈRE

Variole hémorragique d'emblée

Victorine X..., 19 ans, femme de chambre, entrée le 11 juillet 1907, morte le 16 juillet 1907.

Aucun renseignement précis sur les antécédents héréditaires et personnels, sinon que la malade n'a jamais été vaccinée.

Le 9 juillet, vomissements, céphalagie, rachialgie ; un médecin ordonne des cachets de pyramidon. — Le 10 et le 11, fièvre intense. — Le 12, apparition d'une légère éruption sur la face : cette éruption est attribuée par le médecin, d'abord aux médicaments, puis à la rougeole. Le 15 juillet, on transporte la malade à l'Hôtel-Dieu avec le diagnostic de rougeole.

Le 15 juillet, M. le Docteur Daunic diagnostique une variole hémorragique d'emblée. Un reste de couleur vineuse est généralisé, mais surtout marqué aux aines et aux aisselles. Sur les membres et sur le front on voit de fines taches purpuriques, ressemblant à des piqûres de puces ; sur la face, à la joue gauche, existence d'un grand variole hémorragine d'emblée. Un rash de couleur viplacard rouge clair. La malade a des épistaxis, des hémoptysies, des hématemèses, des maelena, des hématuries, des métrorragies. La dypsnée est intense ; le cœur est asystolique ; la malade est prostrée et la température s'élève à 40°6.

Morte le 16 juillet, à 8 heures du matin. L'autopsie prati-
quée six heures après la mort démontre une congestion
active de tous les organes, cœur, poumons, reins, esto-
mac, intestin, utérus, de plus une double pyosalpingite.
L'examen microscopique faite, par M. le Docteur Daunic,
révèle l'existence d'une néphrite avec dégénérescence
graisseuse assez accentuée de l'épitélium rénal. Le foie
est également stéatosé.

OBSERVATION II

Variole hémorragique d'emblée

Marie X..., 69 ans, domestique, entrée le 15 août 1907,
sortie le 19 septembre 1907.

Antécédents héréditaires : père mort à 73 ans, d'une
maladie de foie ; mère morte à 80 ans, asthmatique. A eu
sept frères et sœurs plus jeunes qui sont encore tous vi-
vants.

Antécédents personnels. N'a jamais été malade ; réglée
à 13 ans, ménopause à 50 ans. A été vaccinée dans le premier âge.

Maladie actuelle. Rachialgie le 5 août ; céphalgie le
6 août ; quelques nausées le 7, mais pas de vomissements.
La malade s'alite. Légère éruption sur la face et sur le
corps, le 10 août. Le lendemain, l'éruption augmente et
la malade est transportée à l'Hôtel-Dieu.

Nous constatons a son arrivée, une éruption hémorra-

gique sur la face et sur le corps, constituée par des pété-
chies, des placards de différentes grandeurs, des corymbes. L'examen des divers organes ne nous démontre aucun détail pathologique. La malade n'a pas de tares or-
ganiques, malgré son âge avancé. Elle résiste vaillam-
ment à la maladie pendant les premiers jours.

Le 18 août, la température qui était normale monte ; le
20 août, la malade a de la dypsnée ; le pouls est mou, pe-
tit, avec plus de 120 pulsations. Les bruits du cœur sont
égaux et on perçoit un souffle après chaque temps. La
malade a de la céphalée, souffre et présente de l'angoisse.
L'état général est grave par contre l'éruption est en dé-
croissance et les taches hémorragiques ont une tendance
à diminuer de nombre et d'intensité. Sous l'influence de
la caféine, les phénomènes de myocardite s'atténuent progressivement pour disparaître complètement le 1er août.

La malade sort guérie le 19 septembre, sans aucune
cicatrice de variole.

OBSERVATION III

Variole confluante et hémorragique secondaire

Françoise X..., femme Sol, 31 ans, ménagère, entré le
22 juillet 1907, sortie le 5 septembre 1907.

Rien de caractéristique dans les antécédents personnels
et héréditaires ; la malade a été vaccinée à 2 ans.

Le 20 juillet, céphalalgie, rachialgie, vomissements ;
le 21, éruption ; le 22, entrée à l'Hôtel-Dieu.

Examen de la malade : la face est tuméfiée, et recouverte de vésicules confluentes ; le corps tout entier présente des îlots de même aspect. Entre ces îlots qui prennent quelques uns la forme des corymbes, la peau est d'une coloration rosée. L'éruption se localise tout spécialement aux emplacements des plis formés par le corset et par les jarretières. La cavité buccale et le pharynx sont tapissés de vésicules.

La malade présente de la dypsnée, 39° de température ; mais l'auscultation des poumons et du cœur est négative. L'urine n'est pas albumineuse. Une métrorragie abondante s'est déclarée depuis le 21. L'insomnie est continuelle.

Marche de la maladie. — La tuméfaction de la face augmente les jours suivants ainsi que la confluence. Vers le 25 juillet, on voit quelques pustules sur la face et sur les jambes ; les pustules des jambes sont franchement hémorragiques. La pharyngite et la glossite augmentent d'intensité. L'odeur que répand la malade est insupportable.

Le 30 juillet, on constate une légère amélioration, l'éruption s'affaise, la métrorragie disparaît, la suppuration semble s'arrêter, et la dessication commencer. Après une convalescence sans complications, la malade sort guérie le 5 septembre.

OBSERVATION IV

Variole cohérente

Jean X..., 20 ans, sculpteur, entré le 10 juillet 1907, mort le 19 juillet 1907.

Antécédents héréditaires. — Père bien portant, âgé de
45 ans ; mère morte à 20 ans, de tuberculose pulmonaire ;
un frère bien portant ; quatre frères et sœurs morts de tuberculose pulmonaire avant 20 ans.

Antécédents personnels. — Polyadénites de l'enfance ;
pleurésie à 18 ans. Tousse depuis ; a eu quelques hémoptysies ; sueurs nocturnes. A été vacciné à 7 mois et à
8 ans. — Examen du malade. — Les vésicules se touchent
toutes sur le corps. On voit des îlots de pustules sur la
face ; des pustules dans la bouche, sur la langue, sur le
pharynx, aux orifices du nez, aux mains, aux pieds, aux
organes génitaux. Le malade répand une odeur infecte ;
la douleur lui fait pousser des cris jour et nuit ; le délire
est presque continuel. A l'auscultation des poumons, on
entend des râles sous-crépitants dans toute l'étendue de
la poitrine ; le cœur est embryocardique et le pouls in-
comptable ; la température se maintient à 40°.

Il est impossible au malade d'avaler quoi que ce soit.
Mort le 19 juillet.

OBSERVATION V

Variole confluante

Marius X..., 50 ans, employé de commerce, entré le
14 août 1907, sorti le 14 septembre 1907.

Antécédents personnels : Père et mère morts de tuberculose pulmonaire, ainsi qu'une sœur et deux frères.
Trois autres frères et sœurs morts en bas âge de maladies
diverses.

Depuis l'âge de 27 ans, psoriasis, ayant commencé aux articulations des coudes et s'étant généralisé sur le thorax et sur l'abdomen. Ce psoriasis a été rebelle à tout traitement.

Le malade n'a été vacciné que dans le premier âge.

Maladie actuelle. — Le 12 août, vomissements, céphalalgie, rachialgie ; le 14, entrée à l'Hôtel-Dieu, après l'apparition d'une éruption sur le front et sur les mains.

On constate à l'examen, une éruption vésiculaire confluente sur les membres supérieurs et sur les membres inférieurs, ainsi que sur la face. Sur le tronc, l'éruption variolique semble respecter le territoire du psoriasis, mais au bord des lésions causées par cette dermatose une couron... de vésicules s'établit. La malade, dont la variole confluente suit un cours normal, entre en convalescence le 22 août et peut sortir guéri le 14 septembre. Il ne présente aucune cicatrice de variole, mais une légère pigmentation brune sur la face ; son psoriasis paraît s'être amélioré, et ne lui cause plus le prurit intense dont il souffrait depuis 20 ans.

OBSERVATION VI

Variole confluente

Antoinette X..., femme X..., 33 ans, cigarière, entrée le 8 octobre 1907, sortie le 7 décembre 1907.

Antécédents héréditaires : Père mort à 48 ans d'une pneumonie ; mère, 61 ans, bien portante. La malade a eu sept frères et sœurs ; trois sont morts en bas âge ; deux frères et deux sœurs sont très bien portants, après avoir eu tous les quatre la variole en 1903. La femme Antoinette X..., les soigna, et quoique vaccinée seulement au premier âge ne contracta pas alors la maladie.

Elle présente une variole confluente, classique, assez grave avec cette complication qu'elle a eu déjà neuf grossesses et qu'au mois d'août 1907, elle fit un accouchement difficile avec infection purpuérale et albuminurie. A peine rétablie, ele présenta les prodrômes de la variole. Elle a subi, dans sa maladie, des complications oculaires graves (conjonctivite double), mais qui ont pu être traitées avec succès. Elle est sortie guérie, sans cicatrices trop marquées, avec une alopécie complète, le 7 décembre.

OBSERVATION VII

Variole discrète

Léontine X..., femme X..., tisseuse, entrée le 2 août 1907, sortie le 11 septembre 1907.

Rien de caractéristique dans les antécédents héréditaires et personnels, sinon qu'elle a été vaccinée dans le premier âge, et qu'elle a contracté des accidents spécifiques à 20 ans, en 1890.

En 1903, elle a été traitée à l'Hôtel-Dieu, pour perforation du voile du palais.

La malade après une période d'invasion très intense, offre une éruption vésiculeuse de moyenne intensité, et surtout marquée à l'emplacement du corset et des jarretières. Aucune angine variolique.

La malade a pu sortir guérie, sans complication dans le cours de la maladie ou de la convalescence, le 11 septembre 1907.

OBSERVATION VIII

Variolotde

Mélanie X..., 29 ans, cuisinière, entrée le 8 août 1907, sortie le 29 août 1907.

Rien dans les antécédents héréditaires à retenir.

La malade a eu à 17 ans un enfant qui est actuellement bien portant. Elle a été vaccinée dans le premier âge et le 31 juillet 1907.

Le 6 août, vomissements, céphalalgie, rachialgie ; la malade constate une éruption le soir. Le 8 août elle entre à l'Hôtel-Dieu.

Le 9, la malade présente une éruption très bénigne : au front se voient quelques vésicules de petite dimension, mais bien caractéristiques, ainsi que sur les mains et sur les avant-bras. On trouve encore ces vésicules ombiliquées à l'emplacement de la ceinture du corset et des jarretières. De plus sur la petite lèvre gauche, on voit une ulcération avec des bords bien nets, mais dont le périphérie n'offre pas d'induration. A l'aine, constatation d'un chapelet ganglionnaire.

L'éruption n'augmente pas les jours suivants, au contraire les vésicules s'affaissent et se dessèchent franchement. Mais on aperçoit vers le 15, sur le thorax et sur le dos une seconde éruption constituée par de petites taches

érythémateuses, la température ne dépassant pas 36°8.
Cette éruption nouvelle reste stationnaire jusqu'au 20 août
1907 ; quand à la première, elle a disparu. Les taches s'ef-
façant sous le doigt, l'ulcération de la petite lèvre gauche,
le chapelet gangliornaire permettent de poser le diagnostic de syphilis, et la malade, guérie de sa varioloïde est envoyée au service de Dermatologie le 20 août. Le diagnostic
de syphilis fut confirmé et la malade guérit sous l'influence
du traitement spécifique.

OBSERVATION IX

Roséole vaccinale

Maria X..., 19 ans, domestique, entrée le 20 juillet 1907,
sortie le 5 août 1907.

Rien d'intéressant dans les antécédents héréditaires ou
personnels. La malade, vaccinée dans le premier âge, a
été vaccinée de nouveau à Saint-Girons le 21 juillet 1907.
Elle était absente de Toulouse depuis 10 mois et n'y revint que le 24 juillet.

Le 27 juillet, céphalalgie, rachialgie ; le 28, Maria X...,
s'alite, après l'apparition d'une éruption. Le 29 juillet on
la transporte à l'Hôtel-Dieu.

La malade présente le 29 juillet, sur la face et sur la nu-
que, sur les bras et sur les cuisses des plaques érythémia-
teuses d'un demi centimètre de diamètre, d'une couleur
rouge cuivré. Ces rougeurs constituent unfond presque
uniforme, séparées à peine de quelques millimètres, et ne

s'effacent pas sous le doigt. Nulle part elles sont papuleu-
ses, et ni vésiculeuses. Sur le bras gauche de la malade,
on voit quatre pustules vaccinales en évolution.

La malade est apyrétique.

L'éruption diminue progressivement jusqu'au 3 août,
jour où l'on constate sa disparition complète ; les pustules
vaccinales sont en voie de dessiccation.

Le 5 août 1907, la malade sort après avoir pris un bain
de sublimé.

Nous avons pu constater la variole chez le nouveau-
né, chez l'enfant, chez l'adolescent, chez le jeune homme,
chez l'homme fait, chez le vieillard, chez la femme enceinte, chez la nouvelle accouchée.

Nous avons vu son implantation sur des individus
atteints de tuberculose organique, osseuse, cutanée; sur
des syphilitiques aux trois périodes ; sur des rachiti-
ques ; sur des eczémateux, sur des psoriasiques et des
galeux ; sur des blennorragiques et des prostatiques ;
sur des femmes souffrant de métrites ; sur des hystéri-
ques ; sur des bronchitiques et des emphysémateux ;
sur des gastralgiques ; sur des cardiaques ; sur des
rhumatisants ; sur des alcooliques.

9 varioleux n'avaient jamais été vaccinés : 7 sont
morts. 41 n'avaient été vaccinés qu'une fois, généralement dans le premier âge : 10 ont succombé. Les 45 autres avaient été vaccinés au moins deux fois, et, parmi
ces derniers, 3 décès seulement sont survenus. Chez les
individus vaccinés trois fois, nous n'avons constaté

qu'une varioloïde. Nous citerons les cas de Marcel X. . et de Georges X..., tous deux étudiants en médecine, et celui de Céline X..., l'infirmière du Lazaret, qui furent extrêmement bénins.

Un phénomène important, que nous avons remarqué un grand nombre de fois, c'est que l'invasion de la maladie présente une intensité aussi grande dans un cas léger que dans un cas grave. Au début, la céphalée, les vomissements, la rachialgie, l'affaissement et la stupeur sont aussi marqués pour une varioloïde que pour une variole confluente et cohérente.

Les varioleux qui ont succombé sont généralement morts avec les symptômes de l'asystolie ; cependant, 3 ont été emportés par la suppuration généralisée, 2 ont fait des hémorragies de tous les organes, et 1 a présenté les phénomènes d'œdème de la glotte.

Nous tenons à faire constater constater qu'aucune des 3 femmes enceintes qui ont été hospitalisées n'est morte. La première, atteinte d'une variole confluente grave, au troisième mois de sa grossesse, fit un avortement qui n'eut pas de suites puerpérales ; la seconde, enceinte de quatre mois, mais qui n'avait qu'une varioloïde, ne présenta aucun retentissement de la maladie du côté de son utérus; la troisième, arrivée au quatrième mois de sa grossesse et hospitalisée pour variole hémorragique d'emblée avec phénomènes extrêmement alarmants, résista à la maladie et n'avorta pas. Nous nous sommes préoccupé de savoir quel était l'état actuel de santé de cette dernière et comment se comportait sa grossesse. Le 20 mars 1908, cette femme était dans un état aussi satisfaisant que lui permettait sa gestation sans complication.

Deux malades nouvellement accouchées ont été hospitalisées : l'une ne fit aucun accident puerpéral, l'autre succomba.

Une catégorie sur laquelle la mortalité s'est acharnée tout particulièrement est celle des varioleux intoxiqués par les excès alcooliques : elle entre dans la proportion des décès pour un sixième.

Différentes méthodes thérapeutiques ont été mises en action par M. le Docteur Daunic, médecin des Hôpitaux et médecin en chef du Lazaret de Lalande.

Tout d'abord, il a suivi la méthode éclectique que M. le Professeur Mossé avait instituée pour les premiers varioleux hospitalisés, et qui comprend :

1° L'administration interne de l'éther et de l'opium associés (méthode de Du Castel);

2° Les lotions et les pulvérisations d'eau oxygénée pure ou diluée (méthode Mossé);

3° La suppression des rayons chimiques de la lumière, suppression qu'on obtient en ne laissant pénétrer dans la chambre des varioleux que des rayons rouges (méthode Finsen);

4° Les bains tièdes de sublimé au 2/1000 lorque le malade entre dans la période de dessication (méthode mitigée Talamon).

Puis, M. le Docteur Daunic a expérimenté une méthode due au Docteur Richard-Lesay (de Lille) et qui consiste dans l'administration de l'analgésine à haute dose (10 à

12 grammes par jour pour un adulte) associé au citrate de caféine ou à l'acétate d'ammoniaque. La méthode Richard-Lesay réunies par M. le Docteur Daunic aux méthodes particulières Mossé, Finsen et Talamon.

A la médication spéciale Mossé, M. le Docteur Daunic substitua une méthode de lotions et de pulvérisations qui lui est propre. Mettant à profit les propriétés anti-septiques et désodorisantes de l'aniodol, il l'ordonna pour la médication externe.

Examinons successivement les différentes médications.

M. le Professeur Mossé applique ainsi sa méthode éclectique.

1° Huit cuillerées à soupe de sirop d'éther sont données par 24 heures ;

2° La potion suivante est prise dans les 24 heures :

Extrait thébaïque	0 05 centigr.
Teinture de quinquina.	15 grammes.
Sirop d'éther	30 grammes.
Eau de fleurs d'oranger.	40 grammes.
Eau de tilleul q. s. p...	150 c. c.

La proportion d'extrait thébaïque peut être portée successivement pour un adulte à 0,12 centigrammes, ou complétée par des pilules d'extrait thébaïque à concurrence de cette proportion.

3° Quatre gouttes de perchlorure de fer sont données toutes les deux heures si la variole est hémorragique.

4° Une lotion ou une pulvérisation d'eau oxygénée pure ou diluée à moitié suivant la gravité des cas est faite toutes les deux heures. Les yeux sont soigneusement lavés à l'eau stérilisée ; les narines obstruées sont souvent débarrassées des mucosités ou des exsudats ; la bouche est rincée fréquemment avec quelques gouttes d'eau oxygénée ou d'une solution mentholée dans de l'eau bouillie.

5° Les vitres des fenêtres sont recouvertes de papier rouge ; les verres des appareils d'éclairage sont rouges, ou tout au moins des abats-jours de même couleur sont disposés sur ces appareils pendant la nuit.

6° Le malade est tenu au régime lacté jusqu'à ce que sa température tombe à la normale, et que l'éruption s'affaisse par dessication.

7° A cette époque de dessication, le malade est mis dans un bain de sublimé au 2/1000 tous les jours.

Il faut surveiller de près la convalescence, et on peut l'activer par l'administration de médicaments toniques.

Tel est dans tout son développement le traitement éclectique de notre savant Maître, le Professeur Mossé. Cette médication donne, en général d'excellents résultats. L'éther et l'opium diminuent l'intensité des douleurs chez les varioleux, et les plongeant dans une sorte de somnolence, apaisent les démangeaisons extrêmement vives qu'ils éprouvent.

Les propriétés hémostatiques du perchlorure de fer sont bien connues.

L'eau oxygénée vient aussi calmer le prurit, et en même temps a une action directe sur l'éruption variolique, action antiseptique surtout. Peu de malades, traités par les pulvérisations, ont présenté une suppuration franche, celle qui est décrite par les auteurs qui ont parlé de la variole avant et même après l'ère de l'antisepsie ; aucun n'a été frappé de kératite ulcéreuse autrefois si fréquente.

L'action produite par la lumière rouge, privée de rayons chimiques qui activent la diapédèse, est une action qui nous a semblé régulariser la marche de l'éruption. On a constaté que certains varioleux qui avaient été soumis à ce traitement, ne portaient pas de marques cicatricielles. Nous affirmons que lors de la reprise de l'épidémie, au mois d'octobre, dans le désarroi de l'arrivée d'un trop grand nombre de malades, trois femmes atteintes de variole confluente, de forme assez grave, furent hospitalisées dans une chambre dont on négligea de transformer la lumière. Ces trois femmes guéries présentèrent des cicatrices très évidentes sur la face, tandis que d'autres sujets ayant été beaucoup plus gravement atteints ne montrèrent qu'une simple pigmentation brun foncé, assez caractéristique d'ailleurs, pendant la durée de leur convalescence.

Les bains de sublimé sont un excellent moyen de hâter la guérison des varioleux et, en même temps, de rendre la contagion impossible.

Mais nous adresserons quelques légères objections à la méthode éclectique du Professeur Mossé.

En général, le traitement interne est difficilement supporté par les malades qui ont un dégoût très prononcé pour le sirop d'éther et la potion à l'extrait thébaïque, administrés par doses fractionnées. Au bout de quelques jours, nous les avons vus refuser énergiquement les médicaments.

L'eau oxygénée, excellent antiseptique, demande toutefois à être employée par des mains expérimentées. Elle
est caustique. Son application sur les muqueuses produit de la douleur ; de plus, elle n'est pas désodori-
sante.

Nous avouons que certains hospitalisés soumis inté-
gralement à la lumière rouge nous ont semblé n'avoir recueilli aucun avantage appréciable. Mais le grand incon-
vénient que nous attribuons à la lumière rouge, c'est
de produire, surtout chez les femmes, une sorte d'agita-
tion apparente à la phase d'amélioration de la maladie.
Les varioleuses, sur la limite de leur convalescence et
pendant leur convalescence même, étaient facilement
irritables, se querellaient entre elles, dans des proportions qu'on n'a pas l'habitude de rencontrer chez des
personnes qui viennent d'être gravement malades.

M. le Docteur Daunic a expérimenté la méthode interne
du Docteur Richard-Lesay de Lille. D'après cet auteur (1),
l'analgésine employée à la dose de 2 à 3 grammes chez
l'enfant, et de 10 à 12 grammes chez l'adulte, lui a paru
juguler, en quelque sorte, l'évolution de la maladie.

Ce médicament est administré sous la forme suivante :

1° Chez l'enfant :

Analgésine................ 2 gr. 50
Acétate d'ammoniaque...... 4 gr.
Potion gommeuse.......... 120 gr.

_____

(1) *Bulletin de la Société Médico-Chirurgicale* de Lille, 11 avril 1907,
2 mai 1907.

2° Chez l'adulte :

Analgésine............... 10 gr.

Citrate de caféine......... 0 50 centigr.

Potion gommeuse.. ...... 120 »

Ce médicament est prescrit pendant deux ou trois jours ; d'après le docteur Richard-Lesay, l'évolution rétrocède dans ce laps de temps.

Sur 25 observations de malades (1) traités par cette méthode, nous avons constaté 6 échecs complets, 3 demi-succès et 16 succès. Mais sur ces 16 succès, 0 cas étaient assez légers, tandis que 6 étaient assez sérieux : variole cohérente chez une femme ayant accouché pendant la période d'incubation ; variole hémorragique ; variole grave chez un alcoolique ; variole confluente et hémorragique chez un non-vacciné âgé de 16 ans ; variole confluente de forme grave chez un enfant très chétif.

Aucun des malades traités n'a présenté de symptômes d'intoxication ni d'albuminurie. Mais il importe de faire observer qu'elle n'a pas été appliquée à des malades ayant de l'albuminurie. Il est indiqué de ne pas l'administrer à tous les sujets sans distinction. Elle supprime la fièvre, le prurit, et surtout déprime moins que la méthode de Du Castel, qui parfois plonge le varioleux dans une torpeur profonde de nature à nuire à l'alimentation. Mais si elle a donné de bons résultats dans cer-

---

(1) Vingt-cinq cas de variole traités par la méthode du Dr Richard-Lesay de Lille, par M. le Dr Dalsic et MM. Forques et Hodé, *Archives Médicales de Toulouse* du 15 janvier 1908.

tains cas, dans d'autres son action a été extrêmement limitée, pour ne pas dire nulle. Ne serait-il pas juste aussi d'ajouter que la méthode interne de Du Castel n'a pas donné de meilleurs résultats dans des cas semblés ?

M. le Docteur Daunic a expérimenté, à partir du mois de septembre 1907, l'aniodol en lotions et en pulvérisations, en solution au 1/200 (1). Cet antiseptique supprime dans une bonne proportion la suppuration. Mais c'est surtout par son pouvoir désodorisant qu'il nous a semblé utile. Grâce à lui, cette odeur si pénétrante et si difficile à supporter, que répandent les varioleux, est fortement atténuée. L'aniodol mérite d'être employé comme médication externe dans le traitement de la variole car il paraît avoir produit d'excellents résultats et ne pas avoir causé de désagréments.

En résumé, notre opinion est qu'à l'heure actuelle une médication spécifique de la variole n'a pas encore été trouvée.

Nous pouvons compter jusqu'à un certain point sur la méthode éclectique du professeur Mossé, sur la méthode du docteur Richard-Lesay, combinée avec celle du Docteur Daunic ou avec celle particulière du Professeur Mossé, et sur le procédé de Finsen.

Mais ces méthodes ne s'imposent pas d'une façon évidente pour concevoir l'espoir de conjurer la gravité d'une pareille affection.

---

(1) De l'aniodol dans la variole, par MM. Daunic, Forgues et Hode, *Gazette des Hôpitaux civils et militaires* du 17 mars 1908.

CHAPITRE IV

Causes de la disparition de l'Épidémie

Nous attribuons la disparition de l'épidémie de variole à trois facteurs importants :

1º A la suppression du service d'isolement à l'Hôtel-Dieu et à l'hospitalisation des varioleux au Lazaret, pendant les mois d'octobre et de novembre, dans une proportion plus élevée (jusqu'en octobre, sur 110 varioleux, 46 avaient été hospitalisés, tandis qu'à partir de cette époque, sur un nombre total de 77 varioleux, 47 furent traités à l'Hôpital);

2º Aux mesures énergiques d'hygiène générale et de désinfection ;

3º Au plus grand nombre de vaccinations et de revaccinations pratiquées pendant l'épidémie.

Nous avons expliqué brièvement les motifs qui ont imposé l'installation du Lazaret de Lalande : la contamination intérieure de l'Hôtel-Dieu et celle des alentours; en outre, l'exiguïté et la mauvaise disposition du local. C'est, à notre avis, la présence du foyer de variole de

l'Hôtel-Dieu qui fut une des causes principales de la reprise de l'épidémie en octobre. Supprimer ce foyer et le
désinfecter, c'était une œuvre absolument nécessaire;
on tarda peut-être trop à le faire. N'aurait-on pas pu,
dès le 15 juillet, organiser un Lazaret, puisqu'on l'a
constitué en octobre? C'était éviter la contagion pos-
sible, fatale même, dirons-nous, par le fait de loger des
varioleux dans un établissement où des centaines de
personnes sont en contact journalier.

Le Lazaret de Lalande, par son éloignement (125 mètres) de toute route, à 200 mètres de toute habitation,
par suite aussi du nombre restreint de personnes qui
n'y demeuraient que pour les besoins du service, le Lazaret n'a pas été, comme l'Hôtel-Dieu, un foyer actif de
propagation. Il est vrai que nous avons relevé trois cas
de contagion pour les hospitalisés du Lazaret, mais cela
n'affaiblit pas, en raison des circonstances spéciales,
notre affirmation. L'un est un cas intérieur, un autre
est celui d'un ouvrier ayant travaillé au contact des malades, après nous avoir refusé de se laisser vacciner, et
le troisième est celui d'un vieillard curieux de voir de
près des varioleux.

Les mesures les plus sévères de préautions furent
prises au Lazaret. Au sortir de la salle, où l'on entrait
recouvert de deux blouses très longues et soigneusement passées à l'étuve, on exigeait rigoureusement le
lavage et le brossage des mains et des bras au savon, au
sublimé, au permanganate, à l'alcool absolu, le lavage
de la figure et de la tête, les pulvérisations alcoolisées
sur les cheveux, le rinçage antiseptique de la bouche.

Le balayage des locaux se faisait après avoir répandu sur le sol de la sciure imbibée d'une solution de crésyl. Les balayures étaient brûlées immédiatement. Les poignées des portes étaient consciencieusement nettoyées plusieurs fois par jour avec des solutions de sublimé.

Le nettoyage des linges ayant servi aux varioleux comprenait les opérations suivantes : Tout linge sortant de la salle des malades, était immergé dans une solution de sulfate de cuivre au 1/50 où il séjournait une heure : puis on l'introduisait dans une lessiveuse où il subissait deux heures d'ébullition Après cela, il était savonné et brossé,

Lorsque un membre du personnel, d'ailleurs vacciné à plusieurs reprises, voulait sortir du Lazaret, il était prié de prendre un bain de sublimé.

Dans ces conditions, aucun cas de contagion de voisinage ne s'est produit.

Nous croyons utile d'ajouter que lorsque les derniers varioleux furent sortis guéris du Lazaret, on nous chargea d'organiser la désinfection complète de l'immeuble. Toutes les salles, toutes les chambres furent soumises aux vapeurs du formol ; un grand nombre d'objets furent détruits par le feu.

Le dépôt mortuaire, qui était une ancienne chapelle et dont les proportions vastes et les ouvertures disposées pour des vitraux ne permettraient pas les vaporisations de formol, fut désinfecté par les vapeurs sulfureuses répétées ; enfin, les matières fécales contenues dans les lieux d'aisances furent traitées par le sulfate de fer.

Le Bureau municipal d'Hygiène, dès le commencement de l'épidémie, prit des mesures énergiques contre la propagation de la variole.

Il organisa le transport des malades à l'hôpital, au moyen d'une voiture d'ambulance spéciale.

Il fit pratiquer la désinfection au formol des locaux habités par les varioleux. Pour les malades hospitalisés, la désinfection avait lieu immédiatement après son départ; pour ceux qui mouraient, après leur décès; mais pour ceux qui, soignés chez eux résistaient à la maladie, la désinfection n'avait lieu et ne pouvait logiquement avoir lieu que lorsqu'on les jugeait guéris. C'est principalement parce que les hospitalisés ont été proportionnellement plus nombreux pendant les mois d'octobre et de novembre que les désinfections ont pu être faites d'une façon plus efficace.

Les vêtements et la literie des malades étaient passés à l'étuve; les linges lavés dans des conditions antiseptiques.

Dans les maisons où étaient soignés des varioleux, on exigea que les ordures ménagères fussent déposées dans un récipient spécial fermant hermétiquement. Un tombereau répurgateur venait recueillir ces récipients et les transportait à l'île d'Empalot, à 4 kilomètres environ de la ville. Ces gadoues, qui auraient pu être contagieuses, étaient transformées chimiquement.

Les rues dans lesquelles se trouvaient des foyers de contamination étaient lavées à la lance avec des solutions de crésyl et de sublimé.

Dans certaines maisons de la rue Viguerie, où, en

dépit des règlements, les habitants élevaient des poules
et des lapins, le Bureau d'Hygiène exigea l'immolation
immédiate de ces animaux, estimant à juste raison
qu'ils pourraient être des agents de contagion.

A ces mesures d'hygiène et de salubrité, dont la stricte
application est toute à l'honneur de M. le Docteur Chabaud, l'habile et savant Directeur du Bureau d'Hygiène,
vint s'ajouter, pour la disparition de l'épidémie, le grand
nombre de vaccinations et revaccinations pratiquées,
principalement, par les médecins de ce même Bureau.
Environ 15.000 vaccinations supplémentaires furent
faites par les soins du Bureau municipal. Ces vaccinations furent beaucoup plus nombreuses au mois d'octobre qu'au mois de juillet, à un moment où cette
quatrième phase de l'épidémie avait presque terrorisé
la population. D'ailleurs, au mois de juillet, certains
récits mensongers avaient circulé dans le public au
sujet de prétendus accidents imputables à la vaccine.

Ces bruits empêchèrent un grand nombre de personnes crédules ou timorées de se faire vacciner. Mais, au
mois d'octobre, à la reprise de l'épidémie. elles n'hési-
tèrent plus. Le nombre des vaccinations pratiquées en
dehors de celles du Bureau d'hygiène fut considérable;
les provisions de vaccin déposées dans les pharmacies
furent épuisées à plusieurs reprises.

Nous pouvons avancer que sur une population de
149,000 habitants, 60,000 furent vaccinés ou revaccinés
de mai 1907 à janvier 1908, et nous attribuons, dans une
large mesure la disparition de l'épidémie à cette mesure

énergique. Car la découverte de l'illustre Jenner est encore la meilleure prophylaxie contre la variole, et de même qu'en Allemagne, où la loi de la vaccination, strictement appliquée, a permis la disparition de cette maladie, nous espérons, qu'en France, un jour viendra où la variole n'existera plus que par son mauvais souvenir.

CHAPITRE V

Conclusions

1° Une épidémie de variole a existé, à Toulouse, du 20 mars 1907 au 18 janvier 1908.

2° La véritable cause de l'épidémie est la propagation de la maladie par un porteur auxiliaire des Pompes Funèbres qui a contracté la variole en ensevelissant une femme morte de variole hémorragique. Cette femme était arrivée de Cette à Toulouse pendant la période d'incubation de sa variole.

3° Quatre phases partagèrent l'épidémie : une première, assez bénigne ; une seconde, intensive ; une troisième, décroissante ; une quatrième, intense, mais se terminant presque brusquement.

4° L'épidémie se composa de 187 cas.

5° La topographie de l'épidémie démontre que la variole a passé successivement du Nord-Est de la ville au Sud-Ouest, de la rive droite à la rive gauche de la Garonne.

6° 93 varioleux furent hospitalisés, présentant toutes les formes et toutes les modalités connues de la variole.

7° Ces 63 varioleux ont été traités par différentes méthodes, mais aucune de ces méthodes ne s'est révélée
spécifique de la variole.

8° La fin de l'épidémie est due au transfert des varioleux hospitalisés de l'Hôtel-Dieu au Lazaret de Lalande,
aux mesures publiques d'hygiène et de désinfection et
surtout aux vaccinations et aux revaccinations.

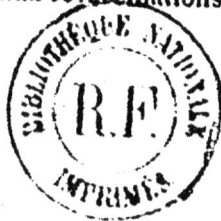

Ch. DIRION, Libraire-Éditeur

22, rue de Metz et rue des Marchands, 33

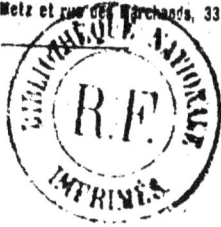

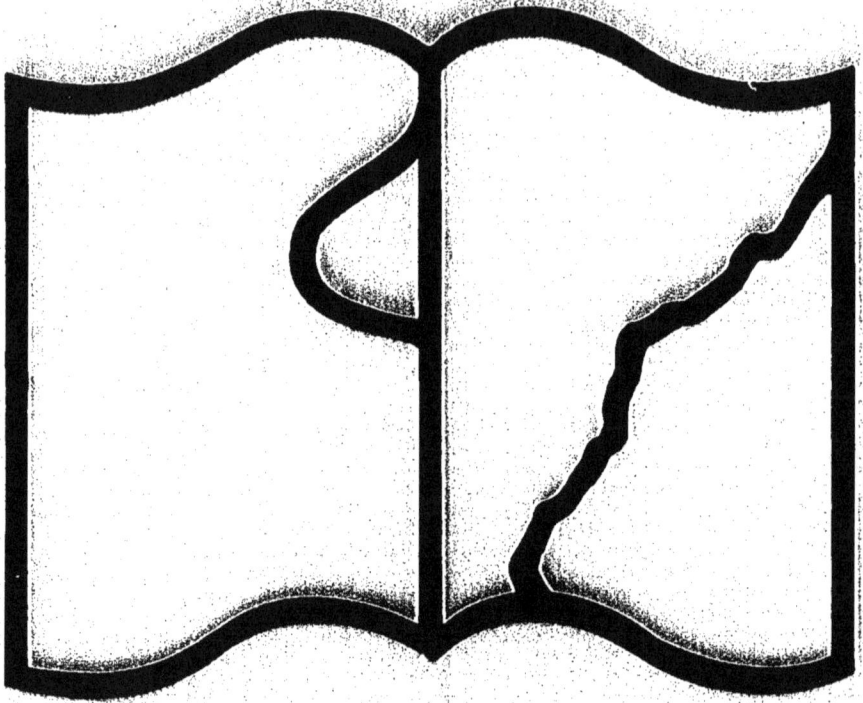

Texte détérioré — reliure défectueuse

NF Z 43-120-11

www.ingramcontent.com/pod-product-compliance
Lightning Source LLC
Chambersburg PA
CBHW050521210326
41520CB00012B/2386